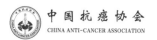

中国抗癌协会
CHINA ANTI-CANCER ASSOCIATION

核素治疗

中国肿瘤整合诊治技术指南（CACA）

CACA TECHNICAL GUIDELINES FOR HOLISTIC INTEGRATIVE MANAGEMENT OF CANCER

2023

丛书主编：樊代明

主　编：樊　卫　石洪成

U0244820

天津出版传媒集团

天津科学技术出版社

图书在版编目(CIP)数据

核素治疗 / 樊卫, 石洪成主编. -- 天津：天津科
学技术出版社, 2023.8
（"中国肿瘤整合诊治技术指南（CACA）"丛书 /
樊代明主编）
ISBN 978-7-5742-0914-5

Ⅰ.①核… Ⅱ.①樊… ②石… Ⅲ.①肿瘤－放射性
同位素－同位素治疗 Ⅳ.①R73

中国国家版本馆CIP数据核字(2023)第040011号

核素治疗
HESU ZHILIAO
策划编辑：方　艳
责任编辑：张建锋
责任印制：兰　毅
出　　版：天津出版传媒集团
　　　　　天津科学技术出版社
地　　址：天津市西康路35号
邮　　编：300051
电　　话：(022)23332390
网　　址：www.tjkjcbs.com.cn
发　　行：新华书店经销
印　　刷：天津中图印刷科技有限公司

开本787×1092　1/32　印张2.25　字数33 000
2023年8月第1版第1次印刷
定价：26.00元

编委会

丛书主编

樊代明

主　编

樊　卫　石洪成

副主编（以姓氏拼音为序）

徐文贵　杨　辉　杨国仁　张　旭

常务编委（以姓氏拼音为序）

陈志军　崔亚利　樊　卫　李　囡　　石洪成　宋少莉

王　峰　徐文贵　杨国仁　杨　辉　于丽娟　张　旭

章英剑　赵新明　郑　容

编　委（以姓氏拼音为序）

巴　雅	边艳珠	陈　涛	陈　薇	陈志军	程竞仪
程向荣	程义壮	程祝忠	崔学军	崔亚利	戴　东
邓智勇	董　华	段　云	樊　卫	房　娜	冯贵生
冯彦林	冯志平	付　巍	付正刚	甘美舍	高明达
高　鹏	高　识	高永举	顾　虹	关　锋	何　勇
贺　煜	胡　硕	胡四龙	胡莹莹	胡玉敬	黄劲雄

康国庆、李素平、梁颖芳、刘厦、栾备、孟召、施常蓉、孙晓华、汪建攀、王琥玲、温肖、肖欢、薛建军、杨建伟、尹红军、岳殿超、张一帆、赵倩、周伟娜

焦举、李雪松、刘辰、路凯、邵元伟、苏新、田、王能超、王治民、肖国有、许建林、杨辉、殷海、原凌、张旭明、赵硕、周

姜圣男、李林、李昕、林岩松、芦亚洲、阿布都热西提·阿布都、邵亚辉、宋少莉、田发奎、王明华、王玉君、武志芳、徐文贵、杨国仁、叶慧、余永波、张新、赵春雷、周大庆

姜磊、李林、李晓敏、林端瑜、楼岑、梅丽努尔·阿布都、邱大胜、宋普姣、陶绍能、王建方、王雪鹃、武瑜、徐建伟、杨光展、姚树辉、余万春、张英剑、章容、郑

霍宗伟、李文娟、李文亮、林承赫、龙斌、毛朝明、庞华成、石洪灯、唐明峰、王新华、王巍军、吴辛、杨传盛、杨生佑、于丽娟、张汝章、章斌、赵义刚

黄占文、李洪生、李文宁、廖宁力、刘文力、罗全勇、莫逸峰、石峰、谭丽玲、汪世存、王欣强、温强立、谢新立、颜有霞、杨青媛、于江、曾贤伍、张哲、赵新明

目录 Contents

第一章

发展历程

一、概述

广义的核医学是指研究核技术在医学领域的应用及其理论的一门交叉学科，涉及物理、化学、生物学、工业制造、电子学等多个学科。随着医学、生物学和生命科学进步，核医学不断快速发展和扩大。狭义的核医学即临床核医学，它是研究利用放射性核素及其标记化合物所发出的射线进行疾病诊断与治疗的一专门学科。核素治疗是核医学的重要组成部分。

核素用于疾病治疗，是紧随人类和平应用放射性核素开始的。1895年Roentgen发现X射线；1896年2月法国物理学家Becquerel发现铀盐的天然放射性，人类首次认识了放射性核素，而Becquerel也作为度量放射性核素衰变的最小单位使用至今；1898年Curie夫妇成功提炼分离出放射性元素钍、钋和镭；而Curie夫人也因其卓越的工作两次获得诺贝尔奖，其名字同样作为度量放射性衰变量的单位沿用至今；随后不断发现或制造出新的放射性核素。

人类将放射性核素或放射性核素与特定生物分子的标记物产生的射线引入人体，研究其对某些疾病的诊断和治疗。在利用放射性核素治疗疾病方面，不同于现有的钴-60机、直线加速器、质子及重离子等从人体外对体内的肿瘤进行照射，它是将放射性核素用特定技术（例如，药物代谢、人工植入或直接贴敷的方法等）引入体内，聚集在靶病灶内部和周边，通过放射性核素产生射线的辐射损伤效应对病灶进行治疗。主要治疗方式有核素的内照射治疗、敷贴治疗、介入治疗和中子俘获治疗等。近十多年来，几种放射性核素被成功引入临床实践，用于核素显像诊断和核素治疗，并且诞生一个新的方向——诊断治疗学（theranostics，又叫诊疗一体化，或可视化治疗）。可视化治疗能动态观察药物的体内代谢分布，准确预判可能的疗效和不良反应，为按需给药和个性化治疗提供新思路，是未来医疗的重要方向。

中国核医学起步于20世纪50年代中期。1956年，在西安第四军医大学举办了中国首届放射性同位素技术学习班，并在第四军医大学建立同位素试验实验室。1957年国家主管部门选派部分专家赴苏联学习同位素技术，专家回国后先后在北京、天津、上海、广州举办学习班。1958年起全国多家医疗机构建立同位素室，核医学开始进入临床应用阶段。1954年台湾核医学起步，成立同位素实验室，用^{131}I诊断并治疗甲状腺功能亢进症；

1970—1972年，台北荣民总医院和三军总医院创立核子医学部。香港核医学起步于1957年；1988年核医学列为专科。20世纪60年代初，中国原子能科学研究院同位素研究所联合多家医疗机构和药品检测机构协作攻关，实现部分医用同位素国产化，并且大力发展核素标记技术，形成多种诊断、治疗和体外核素产品，推动中国核医学发展。1994年中国第一台回旋加速器制造成功，并于次年安装。2021年中国制造的回旋加速器商品化，并推向市场。

二、放射性核素内照射治疗发展历史

广义的放射性核素内照射治疗是指将放射性药物或放射性微粒（如放射性粒子，放射性微球等），通过口服或经血管内注射，或直接注入病灶等途径引入体内，放射性核素聚集于病灶及其周围组织内，利用核素衰变释放射线所产生的电离辐射效应达到抑制或损毁病变组织的目的，这类治疗方法称为放射性核素内照射治疗（简称内照射治疗）。内照射治疗是放射性核素治疗的主要方式，放射性核素内照射治疗具有靶向性好，不良反应相对较少的优点。

狭义的放射性核素内照射治疗是指放射性药物的治

疗，本节主要论述放射性药物治疗的发展历史，包括放射性药物靶向治疗及放射性核素的诊断治疗一体化。

（一）放射性药物的内照射治疗

1934 年 Joliot 和 Curie 研发成功第一个人工放射性核素 ^{32}P，从此揭开放射性核素在生物医学应用的序幕。之后放射性核素 ^{131}I 被发现；1936 年 Hamilbon 和 Stone 用 ^{24}Na、Lawrence 用 ^{32}P 完成白血病治疗；1939 年 Hamiton、Soley 和 Evans 首次用 ^{131}I 诊断疾病；1942 年 Hertz 和 Robertet 用 ^{131}I 治疗甲亢，1947 年 Marriencelli 等用 ^{131}I 治疗分化型甲状腺癌。1948 年塞德林总结他使用 ^{131}I 治疗甲状腺癌的经验，引起广泛关注，继而 ^{131}I 成为治疗甲状腺功能亢进症和功能性转移性甲状腺癌的标准治疗方法。1981 年 Mazzaferri 报告了乳头状甲状腺癌患者仅手术、"手术+TSH 抑制治疗"及"手术+^{131}I 治疗+TSH 抑制治疗"等三组不同治疗方法复发和死亡发生率，显示"手术+^{131}I 治疗+TSH 抑制治疗"组复发率、死亡率最低。目前，"手术+^{131}I+TSH 抑制治疗"的方案已得到广泛应用。

多发性骨转移瘤的放射性核素治疗也是内照射治疗的重要内容。20 世纪 40 年代初，有人用自显影方法证实骨肉瘤周围反应骨中就有非常高的^{89}Sr浓集。70年代发现^{89}Sr剂量30 μCi/kg有治疗作用，1976年Firusian等首次报告Metastron（^{89}Srcl$_2$）在前列腺癌骨转移患者中进行姑息治疗的优势。1989年、1993年和2007年^{89}SrCl$_2$分别在英国、美国和日本获准上市，2020年我国也实现国产化。同样钙类似物^{153}Sm-EDTMP于20世纪90代末得到FDA批准，在我国于21世纪初获准上市。^{188}Re和^{177}Lu标记物近几年也在不断探索进入临床中。

1902年，Curie夫妇从数吨沥青铀矿残渣中提炼出0.1克镭（以氯化镭的形式存在），测定其原子量为226（225.93），半衰期长达1600年。在Curie夫人指导下，^{226}Ra被应用到医疗领域，尤其是癌症的治疗。^{223}Ra作为天然存在的一种镭同位素，半衰期为11.4天，比^{226}Ra更适合医疗用。2000年后，随着回旋加速器和化学分离技术的进步，^{223}Ra完全实现人工制备生产。2013年，ALSYMPCA国际Ⅲ期临床研究结果显示，^{223}Ra可使去势难治性骨转移前列腺癌患者的总生存期延长近4个月并使死亡风险降低30%，同时副作用较小，这是α粒子临床治疗应用的里程碑。自此，^{223}Ra在骨转移瘤的治疗方面又开始一个新篇章。

（二）放射性核素靶向内照射治疗

放射性核素靶向内照射治疗是基于靶向性放射性药物提出来的，其靶向性主要依靠特异性的抗原抗体结合、受体配基结合、酶与抑制剂或激动剂结合来实现。核素靶向内照射治疗除 ^{131}I 治疗分化型甲状腺癌外，^{131}I-MIBG 治疗不能切除或转移的嗜铬细胞瘤和副神经节瘤（肾上腺素能组织肿瘤）也是一个成功的例子。

近年来，随着靶向性放射性药物的快速发展，核素靶向内照射治疗不断应用于临床。2002 年，Zevalin（ibritumomabtiuxetan）批准用于复发难治性低度恶性非霍奇金淋巴瘤患者的二线治疗。2003 年，Bexxar（^{131}I 标记 tositumomab）批准用于治疗化疗后复发的难治性、CD20 阳性、伴或不伴转化的滤泡型非霍奇金淋巴瘤（NHL）。

在神经内分泌肿瘤（NET）靶向治疗发展中，^{111}In 标记多肽最初用于成像，随后用于靶向治疗，称为多肽受体放射性核素疗法（PRRT）。其后对 ^{90}Y-DOTA-TOC、^{90}Y-DOTA-Tate 和 ^{90}Y-DOTA-Lan 的治疗潜力进行深入研究，发现 ^{90}Y 标记的药物总体响应率优于 ^{111}In。后来研究发现 ^{177}Lu 相比 ^{90}Y 对微转移的治疗更有效、对周围骨髓辐射更小，且 ^{177}Lu 衰变时释放的 γ 射线可用于体外成像和定量分析，便于病灶吸收剂量的计算和疗效的预判。目前，^{177}Lu 已成为治疗播散转移性 NET 的首选放射性核素。除 NET 应用外，近年来 ^{177}Lu、^{225}Ac 标记前列腺特异性膜抗原（PSMA）用于靶治疗取得成功。2022年，美国 FDA 批准 Pluvicto（^{177}Lu-PSMA）治疗 PSMA 阳性转移性去势抵抗性前列腺癌患者，开启放射性核素靶向治疗的新篇章。

三、放射性核素介入治疗发展历史

放射性核素介入治疗是一种特殊形式的核素内照射治疗，特点是通过介入方式（物理靶向方法）将放射性核素引入到病灶内。1901 年 Pierre Curie 首先提出近距离治疗的术语（brachytherapy），其定义为将具有包壳的放射性核素埋入组织间进行放射治疗。早期的放射性粒子使用的放射性核素为 ^{60}Co、^{192}Ir 和 ^{226}Ra，如 1914 年法国巴黎镭生物学实验室的 Pasteau 和 Degrais 医生首次应用镭管经尿道插入治疗前列腺癌，但由于这些核素释放出高能 γ 射线，临床应用存在辐射安全及防护困难等问题，未能广泛用于临床。组织间植入粒子源使用的核素应具备合适的半衰期、理想的能量且容易获得。20 世纪

60年代，Donald C Lawrence 发现 ^{125}I，Hilaris 等在 Slona-Kettering 纪念医院进行临床应用，1972年 Whitmore 首次报道通过耻骨后植入 ^{125}I 粒子治疗前列腺癌，这一研究为 ^{125}I 粒子植入治疗其他恶性肿瘤打下了基础。1987年 John Russell 发现 ^{103}Pd 粒子，Lawrence 和 Henschke 发现 ^{131}Cs 粒子，为恶性肿瘤的粒子治疗提供更为有效的粒子源。

2001年北京大学第三医院王俊杰教授完成我国第一例 ^{125}I 粒子植入治疗，随后 ^{125}I 粒子植入治疗在全国各地相继开展。2003年天津医科大学柴树德教授发明 CT 引导下固定支架结合共面模板指导肺癌的粒子植入治疗；2012年北京大学附属口腔医院张建国教授将 3D 打印非共面模板用于头颈部恶性肿瘤的粒子植入治疗。随着粒子支架、粒子链相继出现，气管、食道、门脉、胆道等部位的肿瘤也开始粒子植入治疗。

四、放射性核素敷贴治疗发展历史

放射性核素敷贴治疗是将发射 β 粒子或 γ 射线的放射性核素均匀地吸附在滤纸或银箔上，或采用喷沫冶金技术制成薄片，密封在塑料袋或其他材料如金、银片内，按临床治疗需要制成具有一定形状和大小的敷贴器，对身体表面病变（如皮肤血管瘤、瘢痕疙瘩、慢性湿疹等）进行局部敷贴放疗，射线在病变组织产生电离辐射生物效应，血管内皮细胞肿胀，微血管萎缩、闭塞，发生形态与功能改变，从而达到治疗目的。核素敷贴治疗是核医学中经济实用、疗效确切、比较成熟的技术，已发展成为核医学的特色治疗技术之一。该技术应用于临床，至今已有70多年历史。

1901年，Henri Alexandre Danlos（1844—1912）和Eugrne Bloch（1878—1952）首次将天然的放射性镭放置在皮肤表面以治疗皮肤结核病。1907年斯坦贝克用镭治愈皮肤癌，从而揭开"放射治疗"的序幕。

从20世纪开始，放射治疗在儿童皮肤血管瘤治疗中一直占据主导地位，20世纪50年代以前，西方国家使用发射高能量γ射线的^{226}Ra治疗皮肤血管瘤。从1909开始，^{226}Ra敷贴治疗是瑞典治疗血管瘤的主要方法。1939年，Strandquist系统报道^{226}Ra发出的γ射线治疗血管瘤的技术规范和剂量选择。20世纪50年代末，^{226}Ra逐步被发射β射线的^{90}Sr、^{32}P所取代。

1970年King用电子加速器产生β射线治疗瘢痕患者获得较满意效果，成为β射线治疗瘢痕的一个新突破。利用 ^{90}Sr-^{90}Y 敷贴器治疗皮肤血管瘤和眼科疾病临床应用越来越广泛。近年俄罗斯和其他欧洲国家用 ^{106}Ru-^{106}Rh 敷贴器治疗眼内肿瘤。美国和日本则用 ^{125}I 敷贴器治疗眼内肿瘤，国内也有数家医院眼科已用 ^{125}I 敷贴器治疗眼内肿瘤，取得一定疗效。但眼、耳、鼻咽疾病的敷贴治疗与皮肤疾病的敷贴治疗相比，有一定风险，临床上未能广泛应用。

我国应用放射性核素敷贴治疗皮肤血管瘤及瘢痕疙瘩等疾病已有50多年历史，在临床上取得良好疗效，但目前还未形成一个统一的行业标准和指南。

五、肿瘤中子俘获治疗的发展历史

中子俘获治疗（neutron capture therapy，NCT）是将无放射性亲肿瘤组织的化合物引入体内，并结合于肿瘤内，然后用中子束局部照射肿瘤，使化合物中核素吸收中子后产生核反应，其次级辐射直接作用于并杀伤肿瘤细胞。

1932年，英国物理学家Chadwick首次发现中子，并因此获得诺贝尔物理学奖。1936年，美国Locher教授第一次提出NCT治疗肿瘤设想。NCT的发展大致经历初期探索、曲折前行、再度繁荣三个阶段。

1936—1990年为初期探索阶段，这一阶段主要是以NCT理论建立，早期探索性试验为主。1951年，Sweet团队在美国布鲁克海文国家实验室石磨研究反应堆开展了全球首例硼中子俘获疗法（boron neutron capture therapy，BNCT）临床研究，适应证主要为脑胶质瘤。受制于当时中子源通量与穿透深度限制，以及早期硼携带剂肿瘤靶向选择性差等缺陷，BNCT研究进展缓慢。

1990—2010年为曲折前行阶段，相比于早期反应堆BNCT设施，20世纪90年代以后的反应堆中子束皆改用能量较高的"超热中子"或"超热与热中子混合"束，在治疗深度上获得了显著提升，结合第二代硼携带剂如二羟基硼酰基苯丙氨酸（BPA）等，取得较好治疗效果，但受制于核反应堆不可普及性，以及全球反核热潮，BNCT在90年代兴起后又再次遇冷，多数BNCT反应堆因经费、环境、管理与政策因素逐步关停。

2010年至今为再度繁荣阶段，随着日本、芬兰等国纷纷启动加速器中子源计划，基于加速器的BNCT迅速发展，2020年3月，世界上第一台加速器BNCT设备和含硼药物BPA在日本获批，BNCT在世界上首次正式进入临床应用，开启发展新篇章。

目前BNCT的基础和临床研究主要集中在日本、欧美和中国，全球BNCT临床病例累计超过2000例，已证明BNCT治疗脑胶质瘤、复发头颈部肿瘤、脑膜瘤、恶性黑色素瘤及肝转移癌等实体肿瘤有较好疗效。

我国于1990年6月在北京首次召开BNCT学术研讨会，经过其后30余年发展，相继建成BNCT专用微型反应堆和高能加速器中子源BNCT设备，开展新一代含硼药物研发与BNCT临床试验研究，不久地将来我国BNCT将进入一个全新的发展阶段。

第二章

基本原理

一、概述

放射性核素治疗简称核素治疗，是利用放射性核素衰变过程中发射出的射线治疗疾病的技术方法。它依靠射线的电离辐射效应，直接造成组织细胞DNA的断裂和修复障碍或通过产生的自由基破坏DNA分子或其他生物大分子，进而使细胞发生凋亡或死亡，从而达到治疗的目的。

由于放射性核射线本身没有靶向性，且有发生环境污染的可能性，因此只有在临床上发挥高效、高性价比的核素治疗才有存在的意义。放射性药物的靶向性是关键要求。按照靶向性分为两类：①生物化学靶向（如^{131}I治疗、放射免疫治疗、受体介导放射性核素治疗等）；②物理靶向（如放射性粒子植入治疗、放射性核素介入治疗、放射性核素敷贴治疗等）。按照内照射治疗的射线种类分为α、β、俄歇电子等射线治疗。技术特点如下。

（1）高吸收剂量

药物的高靶向性使病变组织内浓聚更多的放射性核素，从而提高病灶的吸收剂量。

（2）持续低剂量率照射

浓聚于病灶的放射性核素所发出的射线对病变细胞

进行非分割低剂量率照射，减少辐射损伤修复的可能性，增强对病灶的辐射治疗效应。

二、临床治疗常用放射性核素的特点

（一）发射 α 射线核素

α 粒子是高 LET 射线（100~200 keV/μm），可打断 DNA 的双链导致细胞死亡，组织内的射程 50~90 μm，约为 10 个细胞直径的距离。^{223}Ra、^{225}Ac、^{211}At、^{212}Bi 核素已用于临床。

（二）发射 β 射线核素

β 粒子是低 LET 射线（<1 keV/μm），可打断 DNA 的单链，组织内的射程可分为：短射程（<200 μm），中射程（200 μm~1 mm），长射程（>1 mm）。^{131}I、^{32}P、^{89}Sr、^{90}Y、^{177}Lu 核素已广泛用于临床。

（三）发射俄歇电子或内转换电子核素

俄歇电子是高 LET 射线，10~25 keV/μm，组织内的射程多为 10 μm，^{125}I 发射俄歇电子和一个能量为 125~155 keV 的内转化电子，在约一个细胞直径范围内产生与 ^{131}I 相似的照射剂量。

第三章

适应证

一、^{131}I 治疗分化型甲状腺癌的适应证

（1）对复发危险分层为高危患者，强烈推荐 ^{131}I 治疗。

（2）对复发危险分层为中危患者，可考虑 ^{131}I 治疗。

（3）对复发危险分层为低危患者，为便于通过监测血清 Tg 水平及 ^{131}I 全身显像后续随访，可行 ^{131}I 甲状腺清除治疗。

二、^{125}I 粒子植入治疗的适应证

（1）细胞或病理学确诊的原发、复发或转移的恶性实体肿瘤。

（2）恶性肿瘤术后残灶。

（3）放化疗或其他治疗失败的恶性肿瘤。

三、^{89}SrCl$_2$ 治疗恶性肿瘤骨转移的适应证

（1）恶性肿瘤多发骨转移患者，^{99m}Tc-MDP 全身骨显像证实骨转移病灶处有明显浓聚者。

（2）原发性骨肿瘤未能手术切除或术后残留病灶或伴有骨内多发转移，且 ^{99m}Tc-MDP 全身骨显像证实病灶处有显像剂浓聚者。

（3）恶性肿瘤多发骨转移诊断明确，^{99m}Tc-MDP 全身骨显像浓聚对称分布，表现为"超级骨显像"者。

四、$^{223}RaCl_2$治疗恶性肿瘤骨转移的适应证

伴症状性骨转移且无已知内脏转移的去势抵抗性前列腺癌（CRPC）患者。

五、^{177}Lu-PSMA治疗前列腺癌的适应证

（1）转移性去势抵抗型前列腺癌患者常规疗法失效或不适用其他疗法。

（2）PSMA PET显像确认肿瘤PSMA表达阳性（阳性病灶摄取水平需大于肝脏摄取水平）。

六、^{177}Lu-DOTATATE治疗神经内分泌肿瘤的适应证

（1）进展期SSTR阳性胃肠胰腺神经内分泌肿瘤（GEP-NETs），包括成人的前肠、中肠、后肠NETs。

（2）对胰腺神经内分泌肿瘤、嗜铬细胞瘤、副神经节瘤、支气管肺/胸腺NET疗效及预后较好，但尚缺乏随机对照研究数据。

七、^{90}Y微球治疗肝脏肿瘤的适应证

不可手术切除的原发性或转移性肝癌，以肝脏肿瘤为主。

第四章

技术方法及流程

一、^{131}I治疗分化型甲状腺癌流程

（一）技术方法

1.指导原则

根据DTC术后病理特征及TSH刺激后（TSH>30 mU/L）Tg（s-Tg）水平等因素将患者复发风险分为低、中、高危组。利用这一分层系统指导是否对DTC患者进行^{131}I治疗，包括清除甲状腺残留组织、微小或隐匿病灶以及复发、转移病灶的核素内照射治疗。

2.应用方法

患者经过前期低碘饮食准备，TSH大于30 mU/L时，可以考虑^{131}I内放疗。目前，^{131}I治疗一般给药标准是：①对于无法手术切除的局部或远处转移灶，采用100~200 mCi进行清灶治疗；②对于伴有可疑或已证实的镜下残存病灶或高侵袭性组织学亚型（高细胞型、柱状细胞型等）但无远处转移的中、高危患者，推荐100~150 mCi进行治疗；③对于中、低危组患者，可采用30~100 mCi进行治疗。

（二）流程

1.治疗前评估

^{131}I治疗前评估是非常重要的一环，包括基于分化型

甲状腺癌TNM分期（AJCC/UICC第八版）的死亡风险、复发风险等评估。有助于实时修正患者风险及预后判断，明确进一步^{131}I治疗指征、目标及获益等个体化整合诊疗决策。

2.预约与治疗前准备

排除妊娠期或哺乳期妇女、计划6个月内妊娠者、手术切口创面未完全愈合者和其他严重系统功能异常者，针对适合治疗患者预约治疗时间，确保患者治疗前处于低碘状态，且TSH>30 mU/L。治疗前进行必要的影像学评估。

3.医患沟通和知情同意

向患者及家属介绍治疗目的、实施过程、可能的不良反应等，并进行辐射安全防护指导，获得认可后签署^{131}I治疗知情同意书。

4.不良反应与处置

轻度且短暂颈部疼痛和肿胀比较常见，一般会逐渐减轻。偶尔出现唾液腺损伤、味觉改变、口腔黏膜炎、泪腺损伤等，多出现于清甲治疗1~5天内，常自行缓解，无须特殊处置或仅需对症治疗。经多次^{131}I治疗后少部分病人可发生口干，个别广泛肺转移患者发生肺纤维化。

5.随访

^{131}I治疗治疗的病人需要随访和治疗评估。复查方案常采用：①1~3个月复查，调整甲状腺素剂量，将TSH控制至相应的抑制水平；②^{131}I治疗6月复查后，行小剂量^{131}I全身显像检查，评估清甲是否成功，必要时再次^{131}I治疗；③^{131}I治疗一年内3~6个月复查；④一般^{131}I治疗一年后6个月复查，必要时3个月复查；⑤^{131}I治疗5年后间隔1年复查，必要时6个月复查。

6.儿童及青少年型DTC的^{131}I治疗

不推荐单纯^{131}I清甲治疗，清灶治疗指征与成人基本相同，肿瘤明显侵犯周围组织（分期为T3/T4）或伴有广泛颈部淋巴结转移者（N1a/N1b），可考虑行^{131}I治疗，减少疾病复发和转移风险。治疗流程参照成人。

二、^{125}I粒子植入治疗流程

（一）技术方法

1.指导原则

^{125}I粒子植入治疗必须在有资质的医疗机构开展，一般需要：①《放射诊疗许可证》有^{125}I粒子植入治疗许可项；②《放射性药品使用许可证》有^{125}I粒子项目；③《辐射安全许可证》有^{125}I粒子植入治疗许可项。

操作人员需要经过严格培训，操作考核合格方能上岗。

粒子的使用和管理须严格按照放射性药品管理相关规定制定相关规章制度。

2.应用方法

^{125}I粒子植入治疗是在影像指导下，根据术前的方案，将放射性核素粒子按照剂量学原则种植于病灶内，依靠^{125}I粒子辐射损伤效应抑制或杀灭肿瘤。临床应用最多的是前列腺癌、肝癌、胰腺癌等实体瘤的姑息治疗。

（二）流程

1.治疗前评估

^{125}I粒子植入治疗前评估是非常重要的一环，通过治疗前评估，严格掌握适应证及禁忌证，以及根据临床检查结果、病史、肿瘤性质及病理类型的分析，有助于对手术方式、相应手术风险、治疗效果、可能的不良反应进行准确判断。

2.签订知情同意书

实施肿瘤放射性粒子植入治疗前，医患双方应签署《^{125}I粒子植入治疗知情同意书》。同意书内容应包括治疗目的、疗效、手术风险、注意事项，可能的不良反应、备选治疗方案等，并进行辐射安全防护指导。

3.完善术前检查

检查内容包括血常规、凝血功能、乙肝病毒检测、梅毒及HIV抗体、肝肾功能、心肺功能、粒子植入部位的CT增强扫描等项目，必要时行全身骨显像、PET/CT等相关检查。

4.根据TPS制定粒子放射治疗计划

物理师和治疗医师一起根据临床检查结果、病史、肿瘤性质及病理类型，制定粒子治疗计划。根据病情确定肿瘤吸收剂量、单颗粒子源的活度、植入粒籽源总活度及粒籽源的数量。

TPS计划质量控制要求：$D_{90} \geq 100\%$ PD、$D_{100} \geq 90\%$ PD、$V_{100} \geq 90\%$、$V_{90} = 100\%$、$V_{150} < 60\%$、$V_{200} < 40\%$。

5.查验粒子

治疗前应对粒子进行查验，包括：清点粒子数量、检测粒子外观、查验粒子活度，查验完毕进行分装、消毒，并做好标记。

6.术中植入及术后放射性剂量验证

根据TPS按要求植入粒子，并进行剂量验证，术后放射剂量验证率应当大于80%。

7.术后处置及防护

①手术结束后应对手术区域使用剂量率仪进行检测，避免粒子遗漏；②做好患者记录，包括姓名、性别、年龄、住院号、病理诊断、粒子植入部位、粒子植入时间、数量、剂量、登记人等信息，粒子植入患者应佩戴登记牌；③粒子植入患者入住专用粒子病房。

8.随访并发症及不良反应发生率

治疗的并发症主要有两方面。一是穿刺相关并发症：①感染；②出血；③气胸；④神经损伤。二是放射性损伤相关并发症：①皮肤溃疡；②放射性肺炎；③放射性脊髓炎；④放射性膀胱炎；⑤放射性肠炎；⑥放射性脑坏死。

9.随访及疗效评价

治疗后半年内每2月1次、半年至2年内每3月1次、2年至5年每半年1次、5年后每年1次对患者进行随访，并按Recist标准对疗效进行评估。建议使用SPECT/CT及PET/CT进行随访及疗效评估，SPECT/CT使用低能高分辨准直器，能峰29 keV，窗宽50%，256×1024矩阵，采集速度100~200 mm/min，采集全身及局部断层图像。

三、⁸⁹Sr治疗恶性肿瘤骨转移流程

（一）技术方法

1.指导原则

对于恶性肿瘤骨转移患者，根据骨显像结果、CT图像评估骨转移灶的范围及性质，血常规、肾功能以及患者疼痛情况进行综合评估和判断，指导患者进行⁸⁹Sr治疗。

2.应用方法

药物通用名为氯化锶【⁸⁹Sr】注射液，⁸⁹Sr常用剂量为148MBq（4mCi）/次。给药方法：先建立静脉通道，静脉缓慢推注⁸⁹Sr溶液（148MBq，4mCi），静脉推注完毕后，继续用生理盐水冲洗管道5 min左右。避免注射液渗漏。

（二）流程

1.治疗前准备

妊娠或哺乳期患者禁用。

治疗前准备：①全身骨显像及CT影像评价骨病变；②血常规、凝血功能、肾功能检查；③了解患者治疗病史，治疗前4~8周内、治疗后6~12周内应停用长效抑制骨髓功能的药物治疗。

2.治疗前评估

患者治疗前完成全身骨显像检查、脊柱四肢病变部位 CT 检查和血常规、肾功能检查。一般要求患者治疗前 1 周内的血红蛋白>90 g/L，白细胞≥3.5×10^9/L，血小板≥80×10^9/L。在没有合并慢性弥漫性血管内凝血情况下，权衡利弊，血细胞计数的下限可放宽至：白细胞计数≥2.4×10^9/L，血小板计数≥60×10^9/L。

^{89}Sr 治疗联合局部放疗是安全的，但治疗前 3 个月内应避免大野放疗（半身放疗）。如受肿瘤侵犯的椎体骨骼有 50% 以上的骨质破坏（尤其是有脊髓压迫者），或者伴有病理性骨折，应避免单独使用 ^{89}Sr 治疗。血肌酐大于 180 μmol/L 和（或）肾小球滤过率小于 30 ml/min 患者应避免接受 ^{89}Sr 治疗。弥漫性血管内凝血（DIC）是引起严重血小板减少症的危险因素，治疗前查凝血功能以排除亚临床 DIC。预期生存期小于 8 周患者也不宜应用。

通过评估，明确治疗指征、目标及获益等个体化整合诊疗决策。重复治疗间隔 3 个月或以上时间。针对适合治疗患者预约治疗时间。

3.医患沟通和知情同意

向患者及家属介绍治疗目的、实施过程、治疗效果和可能的不良反应等，并进行辐射安全防护指导。获得认可后签署 ^{89} Sr治疗知情同意书。

4.不良反应及处置

部分患者会出现骨髓抑制，但骨髓严重抑制的发生率较低，血常规一过性轻度降低，不需特殊处理，一般治疗后10~16周恢复正常。^{89} Sr治疗后约5%~10%患者会出现短暂的疼痛症状加重，称为"反跳痛"，一般发生在注射后1周左右，持续约2~4天，如果出现反跳痛，调整止痛药多可缓解。

5.疗效评价与随访

^{89} Sr治疗骨转移疼痛总缓解率为60%~90%，尤其对成骨性改变为主的前列腺癌及乳腺癌骨转移的疗效最好。^{89} Sr为亲骨性核素，在成骨性病灶中的凝聚程度较高。约64%患者治疗后2~7天出现疗效，90%患者治疗后4周出现疗效，疼痛减缓一般可持续3个月。患者生活质量可获得显著改善，行为能力评分可提高20%以上。^{89} Sr治疗后部分患者病灶骨显像的放射性浓聚程度降低，部分患者转移灶数目减少或消失，CT检查显示病灶缩小，溶骨性病灶有再钙化现象。

早期转移灶较少、身体一般状况好、骨显像放射性浓聚程度较高的患者 ^{89}Sr 治疗疗效较好，而多发骨转移、骨转移灶中有软组织病变、骨髓抑制较重者疗效较差。

6. ^{89}Sr 联合治疗

（1）局部外放射治疗联合 ^{89}Sr 治疗单个病灶或多个病灶分布较局限的部位者，能够有效预防病理性骨折等并发症发生。

（2） ^{89}Sr 联合唑来膦酸、 ^{99}Tc-MDP（云克）等双膦酸盐类药可提高疗效，骨痛减轻疗效高于单独用药。

（3） ^{89}Sr 联合经皮椎体成形术治疗椎体转移瘤，患者术后疼痛的缓解及运动能力的恢复显著高于单纯手术。

四、 ^{223}Ra 治疗前列腺癌骨转移流程

（一）技术方法

1. 指导原则

根据前列腺癌骨转移患者骨显像、CT 或 PET/CT 图像评估骨转移灶的性质及范围，了解并排除内脏器官的转移，对骨转移的临床症状进行分析，结合患者血常规、肝肾功能等进行综合评估，对符合适应证的病人择期进行 ^{223}RaCl$_2$ 治疗。

2. 应用方法

该药通用名为氯化镭【 ^{223}Ra】注射液， ^{223}Ra 常用剂

量为 50 kBq/kg/次。给药方法：缓慢推注 ^{223}Ra 注射液 1 min 以上，静脉推注前后用生理盐水冲洗静脉导管，避免注射液渗漏。

（二）流程

1.治疗前准备与评估

^{223}Ra 治疗前需要：①明确前列腺癌病理诊断，明确前列腺癌骨转移临床诊断；②了解该病人的临床治疗过程和目前全身骨转移的症状；③根据血常规、肝肾功能检查结果，明确骨髓储备功能、肝肾脏器功能及对治疗的耐受情况。确定患者对 ^{223}Ra 的获益的可能性和程度，符合适应证者再确定治疗方案。

2.知情同意

向患者及家属介绍治疗目的、实施过程、治疗效果和可能的不良反应等，并进行辐射安全防护指导。获得认可后签署 ^{223}Ra 治疗知情同意书。

3.^{223}Ra 治疗的疗效观察

临床研究表明：^{223}Ra 治疗延长前列腺癌患者的 OS 和 PFS，ALP 和 PSA 变化存在不确定性。因此，PSA 水平的监测不是关键指标，生活质量的改善是监测的重要指标。

4.不良反应及处理

^{223}Ra治疗常见的不良反应是疲劳、腹部不适，需要加强支持疗法。少部分患者可出现骨髓抑制，多呈一过性降低，常不需特殊处理。^{223}Ra患者很少发生骨"反跳痛"，如发生，可给予镇静药和止痛药处理，多能缓解。

五、^{177}Lu-PSMA治疗前列腺癌流程

（一）技术方法

1.指导原则

治疗入组标准：①确诊为mCRPC的老年男性，血清PSA显著升高；②有手术无法切除的淋巴结和骨骼转移或内脏转移；③经ADT、化疗、放疗或阿比特龙和恩杂鲁胺治疗后病情仍进展；④^{68}Ga-PSMA PET检查提示肿瘤组织及转移病灶有明显摄取，且显著高于正常肝脾组织；⑤ECOG评分：0~1分。

禁忌证：①近6周内接受骨髓抑制治疗（包括多西他赛，卡巴他赛，^{223}Ra，^{153}Sm）或其他放射性核素治疗；②治疗前4周内经过大手术（不包括血管通路的放置）或者治疗前2周内进行过小手术（不包括诊断性前列腺活检）；③HB<90 g/L；WBC<2.5×10^9/L；PLT<75 g/L；CREA>130 μmol/L；TBIL>2 mg/L；白蛋白<25 g/L；

ALT，AST 大于正常值的 5 倍；④骨髓增生异常综合征或白血病病史；⑤有严重的心脑血管疾病。

2.应用方法

按治疗方案平均每 10（±2）周进行一次个体化给药。

（二）流程

1.治疗前评估及准备

在开始治疗前，对患者进行基线血液学检查、肝肾功能检查及唾液腺功能检查。

告知患者在 ^{177}Lu-PSMA 治疗可能出现的不良反应：①血象降低，有一定概率出现骨髓抑制；②乏力、嗜睡、头晕、头痛、胸闷、食欲不振、恶心、呕吐、药物过敏反应；③唾液腺损害引起的口腔干燥等症状；④高血压所致的脑出血、脑梗塞或视网膜病变；⑤肝肾功能受损，可能出现肾功能衰竭，心肌损害或心力衰竭；⑥治疗后出现可能疗效不佳或需重复治疗等情况；⑦其他不明治疗反应；⑧目前核素靶向治疗药物为进口药物，在国外已应用于临床，但在国内尚未列入国家药典（由于 GMP 及放射性药物严格的准入标准）等。

2.医患沟通和知情同意

向患者及家属详细说明目前药物治疗现状，并签署书面知情同意书。

3.药物质控

放射性药物 ^{177}Lu-PSMA 的放化纯度需大于99%，无菌和内毒素检测符合标准。

4.给药方法

放射性药物 ^{177}Lu-PSMA 用生理盐水稀释至20 ml，并在20 min内通过专用输液泵缓慢静脉输注（约60 ml/h），并密切观察患者体征。予泼尼松片预防放射性炎性反应；予"帕洛诺司琼注射液（止若）""异丙嗪针"镇静止吐及"复方氨基酸""呋塞米""韦迪""还原性谷胱甘肽"等护肝保肾抑酸护胃预防治疗；予以维生素C含服保护唾液腺功能；予番泻叶清理肠道。嘱咐患者休息，多饮水排尿。此外，在治疗期间，患者可以选择继续或改变其既往药物治疗方案（如激素治疗）。

5.治疗后 ^{177}Lu-PSMA SPECT/CT检查

注射 ^{177}Lu-PSMA 后24h行全身平面显像，48 h进行SPECT/CT扫描，以记录放射性核素在人体的分布以及在肿瘤中的摄取。

6.临床观察及后续随访

（1）^{177}Lu-PSMA放射配体治疗期间和治疗后4 h，密切监测心率和血压的变化，并观察是否有恶心、呕吐、呼吸困难和疲劳等不良反应。在出院前进行血液学检查，肝肾功能检查，肿瘤标志物等实验室检查。

（2）每周期治疗后进行定期随访，在治疗后第4周获得血常规，肝肾功能检查指标；每8周测量PSA水平；每隔2治疗周期进行一次^{68}Ga-PSMA PET/CT检查。

（3）在所有疗程治疗结束后，每12周重复一次血液学检查，长期随访。

（4）除血液学检查外，还需要记录患者治疗期间或随访期间观察到的任何不良作用。每次治疗周期的就诊和随访评估中，询问每个患者是否存在一过性毒副作用，包括口干症、眼干症、口渴、口疮、体重减轻、厌食、疲劳、便秘等症状。

7.疗效评价

血清PSA是评估治疗生化反应的主要标志物。生化反应定义为血清PSA水平比基线下降30%，最佳生化反应定义为血清PSA水平比基线下降超过50%。部分缓解（PR）：PSA下降≥50%；疾病进展（PD）：PSA水平升高≥25%；疾病稳定（SD）：介于PR与PD之间。

六、^{177}Lu-DOTATATE治疗神经内分泌肿瘤流程

（一）技术方法

1.指导原则

治疗入组标准：①分化良好的NETs；②通过SSTR PET/CT或PET/MR显像发现NETs存在SSTR阳性表达；③患者有充足的骨髓功能、肾功能和肝功能储备。

禁忌证：①妊娠期与哺乳期；②严重急性伴发性疾病；③严重心脏、肝脏、肾脏或骨髓功能受损；④无法控制的精神障碍；⑤诊断性SSTR PET显像显示肿瘤缺乏显像剂摄取；⑥预期生存期小于3个月；⑦患者或家属不同意接受该治疗。

2.剂量和给药

^{177}Lu-DOTATATE通过外周静脉输注，其推荐剂量为200 mCi（7.4 MBq），每8周（6~10周）输注一次，共4次（3~5次）。根据原发病灶起源、分化程度、患者身体状况、药代动力学、治疗响应、不良反应等综合调整治疗剂量。

（二）流程

1.治疗前评估

在开始治疗前，对患者进行基线评估：①行 SSTR PET 显像，明确全身肿瘤负荷及肿瘤 SSTR 表达情况；②通过血常规、血生化、肾动态显像等评估患者肝、肾、骨髓功能储备；③建议 MDT 讨论，评估类癌危象风险，选择最佳治疗时机和治疗方案；④验证育龄期妇女妊娠状况。

2.治疗前准备

为提高 ^{177}Lu-DOTATATE 受体结合的有效性，每次治疗前 4 周不要使用长效 SSA（如奥曲肽 LAR、兰瑞肽）。若有类癌综合征症状，按需使用短效奥曲肽控制；每次治疗前 24 h 停止使用短效 SSA。SSA（短效和长效）可在每次 ^{177}Lu-DOTATATE 治疗后 4~24 h 恢复使用。

3.医患沟通和知情同意

向患者及家属介绍治疗目的、实施过程、可能的不良反应等，并进行辐射安全防护指导，获得认可后签署知情同意书。

要告知患者可能存在以下风险：①将辐射暴露给自己和他人；②骨髓抑制，少数病例继发骨髓增生异常综合征（MDS）和白血病；③肾毒性；④肝毒性；⑤胚胎-胎儿毒性；⑥不育；⑦神经内分泌激素危象或类癌危象；⑧恶心/呕吐（与静脉输注氨基酸相关，但静脉输注氨基酸是PRRT治疗肾脏保护的关键）。

4.治疗期间注意事项

（1）氨基酸输注：放射性药 ^{177}Lu-DOTATATE 注射前 30 min，静脉输注氨基酸溶液及止吐药。^{177}Lu-DOTATATE 输注期间及输注后持续静脉输注氨基酸溶液 3 h。市售的氨基酸溶液比仅含有精氨酸/赖氨酸的溶液致吐性高，需对患者进行预防性止吐处理。另外，氨基酸输注可造成代谢性酸中毒或电解质不平衡，心功能不全者应选择氨基酸含量较低的配方，避免容量过大造成急性心功能不全。

（2）治疗过程中需进行心电监护，严密观察神经内分泌激素危象等症状及生命体征变化。

（3）关注患者心理护理。

（4）注意患者、家属、医护人员及治疗区域的辐射安全防护。

5.治疗后注意事项

（1）治疗患者需在核素治疗病房留观，出院后也应注意辐射防护。

（2）治疗当天及随后几天需行SPECT/CT显像评估药物体内分布及在病灶中浓聚情况。

（3）治疗后应监测患者血常规及肝、肾功能。

（4）^{177}Lu-DOTATATE治疗疗程完成后，应采用有效避孕措施（女性7个月，男性4个月）。女性在治疗期间和治疗完成后2~3月内避免母乳喂养。

6.不良反应及处置

（1）恶心和呕吐：少数患者可能出现轻度恶心和呕吐，多与氨基酸输注有关，停药后可缓解。治疗前1 h可预防性给予止吐剂和/或皮质类固醇。对于症状缓解不明显者，可间隔4 h再次给予止吐剂。

（2）肾功能损伤：肾脏是影响治疗的剂量限制性器官，30%左右的患者出现轻度肾功能损伤。在^{177}Lu-DOTATATE使用前、中、后，应确保氨基酸足量、通畅地输注入患者体内。鼓励患者多饮水、多排尿，有肾积水者应在治疗前尽可能纠正肾积水，对行动不便及尿失禁患者可留置尿管。

（3）骨髓抑制：治疗可减少白细胞、红细胞和/或血小板计数，多数程度轻微，可在3个月后恢复正常。

3%~4%的患者出现骨髓抑制，极少数继发MDS或急性白血病。因此应积极监测血常规，严重者请血液科会诊并输注成分血、集落刺激因子等。

（4）其他：如疲劳、神经内分泌激素危象或类癌危象（表现为潮红、腹泻、低血压、低血糖、支气管收缩或其他体征和症状），后者可采用SSAs对症治疗。

7.疗效评价与随访

PPRT方法很少能达到治愈，但已被证明有助于缓解症状、提高生活质量、缩小肿瘤大小并提高生存率。一项Ⅲ期国际多中心随机对照研究（NETTER-1研究）结果显示，对于中肠NETs患者PRRT治疗与长效奥曲肽（30 mg）联用，疗效显著高于单纯使用长效奥曲肽（60 mg）的对照组（中位PFS 28.4个月 vs. 8.5个月，ORR 18% vs. 3%），OS获益趋势明显但无统计学意义（48个月 vs. 36.3个月，$P=0.30$）。治疗组后续抗肿瘤治疗比例低于对照组，对于中肠NETs患者激素过度分泌症状的缓解、整体健康状态、体重、体力、形象以及疾病相关焦虑等评分均显著优于对照组。

患者治疗2~4周后应进行门诊随访。检查包括血常规、肝/肾功能，有条件者可行肾动态显像及肾小球滤过功能测定评估肾功能。肿瘤标志物、液体活检、SSTR 和/或 ^{18}F-FDG PET/CT 显像可帮助评估治疗反应。

七、^{90}Y 微球治疗肝脏肿瘤流程

（一）技术方法

1.指导原则

病人是否适合选择性内放射治疗（selective internal radiation therapy，SIRT）应由包括肝脏外科、介入科、肿瘤内科、放射治疗科和核医学科的多学科团队决定，并充分考虑病人的意愿、肝功能、体力状态、肿瘤位置和基础疾病等因素。

2.应用方法

通过介入技术把 ^{90}Y 微球直接送达肝肿瘤内部，依靠肿瘤血供特点使放射性物质选择性地滞留在肿瘤组织中，通过释放 β 射线高效杀灭肿瘤，对肿瘤实施精准打击，而对正常组织损伤较小，具体治疗剂量根据不同患者术前评估情况决定。

3.^{90}Y 微球的种类

^{90}Y 微球由放射性核素 ^{90}Y 和微球载体两部分组成，目前常用的 ^{90}Y 微球主要有两种：玻璃微球（Thera-Spheres）和树脂微球（SIR-Spheres），两种微球主要特

性见表1。

表1 玻璃和树脂^{90}Y微球特性

名称	玻璃微球	树脂微球
微球直径	TheraSphere	SIR-Spheres
比重	20~30 μm	20~60 μm
比活度	3.6 g/dl	1.6 g/dl
微球数量/3 GBq	2500 Bq	50Bq
剂量瓶	1.2×10^6	(40~80)×10^6
剂量可调整性	需待衰变至所需剂量	可随意抽取所需剂量
产品规格	3 GBq至20 GBq之间	3 GBq
材料	玻璃及基质中的钇	树脂及结合钇

(二)流程

1.治疗前评估

(1)实验室检查

治疗前应监测患者的一些生物学指标,包括肿瘤标志物,如甲胎蛋白(AFP)、癌胚抗原(CEA)等,肝功、血常规、凝血功能等。

(2)影像学检查

CT和MRI:^{90}Y微球治疗主要目的是给肿瘤提供治疗剂量的^{90}Y,同时将放射性肝炎和周围肝实质损害的风险降至最低。这就需要比较正常肝脏和病变肝脏的体积,因此,所有患者治疗前应对肝脏进行三期增强CT

或MRI扫描测量肝脏体积（全肝、右肝叶和左肝叶）和肿瘤体积，以及门静脉通畅情况。

^{18}F-FDG PET/CT：对于转移性肝癌，应考虑患者分期情况，除外肝外转移灶，评估肝脏转移灶。由于^{90}Y微球治疗通常是姑息性治疗，肝外小转移灶并非是该项治疗的绝对禁忌证。

^{99m}Tc-MAA显像：^{99m}Tc-MAA SPECT/CT显像是唯一可以进行^{90}Y微球治疗术前适应证筛选和相关剂量计算的方法。在^{90}Y微球灌注治疗前两周，在诊断性血管造影同时通过肝导管将^{99m}Tc-MAA注入至选定的肿瘤供血血管，用^{99m}Tc-MAA颗粒灌注模拟评估^{90}Y微球的分布，通过^{99m}Tc-MAA显像计算肝-肺分流，并评估胃肠道分流情况以及肝脏肿瘤摄取情况。^{90}Y微球消化道分流可能会增加辐射导致的消化道溃疡、消化道出血和胰腺炎风险，可以通过^{99m}Tc-MAA显像排除那些无法纠正肝内外异常分流的患者。因此，肝动脉^{99m}Tc-MAA SPECT/CT显像可以作为模拟手术来预测^{90}Y微球在实际治疗中的分布并计算和确定需要注入^{90}Y微球的剂量。

2.治疗前准备

按常规介入手术进行术前准备，根据术前评估结果进行治疗计划制定。

3.医患沟通和知情同意

向患者及家属介绍治疗目的、实施过程、可能的不良反应等，并进行辐射安全防护指导，获得认可后签署 ^{90}Y 微球治疗知情同意书。

4.不良反应及处置

放射性肝炎是放射栓塞术后潜在的严重并发症，反复进行放射栓塞术和肝脏外照射治疗是发生放射性肝炎的重要危险因素。因为放射栓塞剂量学复杂，为避免并发症的发生不建议在 ^{90}Y 微球治疗时使用经验性方法来计算剂量。

胆道并发症是放射栓塞术的潜在副作用。放射性胆囊炎可以通过识别胆囊动脉来预防，若发生则胆囊切除术是首选的治疗方法。发热、黄疸和右上腹疼痛可能代表放射栓塞术后放射性胆管炎，放射性胆管炎可能需要抗生素治疗。其他如脓肿等，需要对症处理。

放射性肺炎是罕见的，在一次治疗中进入肺部的剂量超过 30 Gy 或在多次治疗中累积剂量超过 50 Gy 被认为是相对禁忌证。可以通过 ^{99m}Tc-MAA SPECT/CT 显像计算放射栓塞术治疗肝癌的平均肺剂量，这种方法可以提

048

供对肺部辐射风险更准确的估计。

胃肠道并发症继发于肝胃、肝肠动脉交通，导致异常微球沉积，术前对肝胃、肝肠动脉交通的发现至关重要。如果临床怀疑胃肠道溃疡，建议使用内窥镜检查以确认诊断。而胰腺炎是非常少见的并发症，一般需要保守治疗。

放射性栓塞后综合征（postradioemblizationsyndrome，PRS）包括疲劳、恶心、呕吐、腹痛/不适和/或恶病质，PRS一般对症处理即可，严重者需要住院治疗。

5.疗效评价与随访

（1）术后影像学检查，术后影像学检查主要包括^{90}Y微球SPECT/CT韧致辐射显像和PET/CT显像，其临床意义如下。

评价经肝动脉注射后，^{90}Y微球在肝内实际分布是否与注射前^{99m}Tc-MAA显像肝内分布结果相符；明确有无^{90}Y微球肝外分布，如果有肝外分布（如胃、胆囊等），需要与相关临床科室沟通以便采取必要的干预措施；辐射剂量学计划验证。

^{90}Y微球术后评估及剂量验证既可以行PET/CT显像

也可以行SPECT/CT显像。二者相比，PET/CT具有空间分辨率高，对肿瘤勾画更准确的优点，而SPECT/CT应用范围更广，成本效益更高。对于肝脏附近的非靶点，如胆囊底部、胃小弯、幽门和十二指肠近端等部位在解剖上往往与邻近的肝脏分不开，二者对这些非靶点活动的评估都非常困难。术后影像学检查可根据各单位实际情况采用^{90}Y微球SPECT/CT和/或PET/CT显像。

（2）随访，治疗后需进行实验室检查和影像学评价疗效及安全性。实验室检查主要包括肝功能和肿瘤标志物，影像学评估包括CT、MRI、PET/CT显像，推荐术后每3个月进行一次影像学评估。

第五章

局限性及改进措施

核素治疗在整个肿瘤的临床治疗方面占较小的比重，放射性核素粒子植入治疗和微球灌注治疗基本属于二线的姑息治疗，对部分患者的症状缓解和局部病灶控制有一定价值。放射性药物的靶向治疗有些属于标准治疗，如^{131}I治疗分化型甲状腺癌等；有些属于肿瘤治疗的一线方案，如^{223}Ra治疗前列腺癌骨转移等。肿瘤的核素靶向治疗是近年来核素治疗发展最快的内容，特别是肿瘤的可视化治疗或者诊疗一体化技术，为肿瘤的精准治疗提供新的路径和方向。

但同时也要看到，肿瘤核素内照射治疗存在不少需要改进的地方，如靶病灶的剂量不够高，部分病灶的靶向性不强，部分肿瘤细胞对射线的辐射敏感性不高，还有就是治疗过程中操作的可行性及射线防护的便利性不够等，这些都有待于将来的不断改进。

一、局限性

（一）靶病灶的吸收剂量问题

根据临床治疗学的剂量-效应关系，要取得一定疗效，病灶必须接受一定的剂量。核素内照射治疗在临床上多数属于姑息治疗，重要原因就是病灶的吸收剂量达不到根治量。给予更高放射性强度，人体受到的全身辐射剂量过高，人体的辐射反应过重，造成机体难以承受。

另一方面，临床给药方式主要采用内科方式，病灶真实受到的剂量不清。采用外照射治疗处方剂量方式计算过于烦琐，临床可行性不足。不能准确获得病灶内的吸收剂量，其生物学效应往往难以评估，不可避免地影响核素治疗的发展。如^{131}I治疗分化型甲状腺癌伴肺转移给予150~200 mCi就是经验剂量。

（二）病灶靶向性问题

核素药物的靶向性是影响核素内照射治疗的第二个关键因素。药物的靶向性直接影响药物产生的全身反应大小，选择性越差，毒副作用越大；同时也影响给药剂量的大小，靶向性差，必须减少给药量。如^{89}Sr只能给药4 mCi，给予14 mCi病人的骨髓毒性明显增加，治疗难以进行。

（三）可及性问题

放射性药物由于放射性核素的物理衰变和放射性药物辐射自分解的原因，药物制备好需要尽快应用，不能体外储存时间过久。这严重影响治疗的便利性，核素临床治疗的时间成本过高，再加环境成本的考虑，一旦普药接近放药的疗效，往往因为时间成本高被淘汰。

（四）其他管理因素问题

目前我国对放射性药物管理方式随政府管理部门的不同而不同。环境保护部门按放射源管理，实行许可转让模式；卫生部门按项目管理模式；药监部门按特药管理等。不同的管理模式在项目申报、项目价格计算和卫生管理等诸多方面存在不便，项目审批成本很高，难以在临床开展。如，^{131}I治疗分化型甲状腺癌须在有辐射防护设施符合要求的专用病房内进行治疗，体内放射性低于400 MBq才能出院。

二、改进措施

针对上述问题，需在以后发展中不断完善和解决。比如研究新技术，提高临床应用的可行性。使用^{131}I胶囊，减少服药场所污染可能性。改用α新型治疗核素（如^{225}Ac、^{213}Bi、^{161}Tb）标记，提高治疗效能，减少核素用量，降低环境污染的处理成本等。

针对核素治疗的难题，不断改进环境保护技术，提高处理生活核素污染的能力，加大治疗病人的数量，解决核素治疗的瓶颈等。

参考文献

1.田嘉禾，张永学.中华医学百科全书·核医学.北京：中国协和医科大学出版社，2020.

2.谭天秩.临床核医学.北京：人民卫生出版社，2003.

3.樊代明.整合肿瘤学.基础卷.治疗分册.西安：世界图书出版社，2021，333-346.

4.中华医学会核医学分会转移性骨肿瘤治疗工作委员会.氯化锶[^{89}Sr]治疗转移性骨肿瘤专家共识（2017年版）.中华核医学与分子影像杂志，2018，38（6）：412-415.

5.Isao Kuroda. Effective use of strontium-89 in osseous metastases. Ann Nucl Med .2012（26）：197‐206.

6.Ye X，Sun D，Lou C. Comparison of the efficacy of strontium-89 chloride in treating bone metastasis of lung, breast，and prostate cancers. J Can Res Ther 2018；14：S36-40.

7.Parker C，et al. ALSYMPCA 研究：一项国际多中心、随机、双盲、安慰剂对照的Ⅲ期临床研究，旨在评估镭-223 在治疗 CRPC 骨转移患者中的有效性与安全性. N Engl J Med. 2013；369（3）：213-223.

8. O.Sartor, et al. Lutetium-177 - PSMA-617 for Metastatic Castration-Resistant Prostate Cancer. N Engl J Med. 2021 Sep 16; 385（12）: 1091-1103.

9. Whitmore WF. Retropubic implantation of iodine 125 in the treatment of prostatic cancer.J Urol.1972; 108（6）: 918-920.

10. Holm HH, Strøyer I, Hansen H, et al. Ultrasonically guided percutaneous interstitial implantation of iodine 125 seeds in cancer therapy. BJR. 1981; 54（644）: 665-670.

11. 王俊杰，黄毅，冉维强，等.¹²⁵I粒子近距离治疗前列腺癌临床应用.中华放射医学与防护杂志.2004;（6）: 23-26.

12. 张福君，吴沛宏，赵明，等.CT导引下¹²⁵I粒子植入治疗胰腺癌.中华医学杂志.2006;（4）: 223-227.

13. 陈志军.¹²⁵I粒子植入治疗难治性甲状腺癌骨转移临床应用.中华核医学与分子影像杂志.2018; 38（1）: 3.15.

14. Sweet WH. The uses of nuclear disintegration in the diagnosis and treatment of brain tumor. N Engl J Med, 195;

245：875-878.

15.庞筱安，韦智晓，李俊红，等. ^{90}Sr 敷贴在皮肤血管瘤治疗中的应用.中华核医学与分子影像杂志，2021，41（7）：435-437.

16.Diaz AZ. Assessment of the results from the phase Ⅰ/Ⅱ boron neutron capture trials at the Brookhaven national laboratory from a clinician's point of view. J Neurooncol，2003；62：101-109.

17.Dymova MA，Taskaev SY，Richter VA，et al. Boron neutron capture therapy：Current status and future perspectives. Cancer Commun，2020；40：406-421.

18.Zhu SH，Sun XL，Zeng YJ，et al. Problems and prospects of clinical trials of boron neutron capture therapy（in Chinese）. Chin Sci Bull，2022；67：1490-1497.

19.Hofman MS，Emmett L，Sandhu S，et al.[177Lu]Lu-PSMA-617 versus cabazitaxel in patients with metastatic castration-resistant prostate cancer（TheraP）：a randomised，open-label，phase 2 trial. Lancet. 2021 Feb 27；397（10276）：797-804.

20.Hofman MS，Violet J，Hicks RJ，et al.[177Lu]-PSMA-

617 radionuclide treatment in patients with metastatic castration-resistant prostate cancer（LuPSMA trial）：a single-centre，single-arm，phase 2 study.Lancet Oncol.2018 Jun；19（6）：825-833.

21.Kratochwil C，Fendler WP，Eiber M，et al. EANM procedure guidelines for radionuclide therapy with 177Lu-labelled PSMA-ligands（177Lu-PSMA-RLT）. Eur J Nucl Med Mol Imaging，2019，46：2536-2544.

22.Ballal S，Yadav MP，Bal C，et al. Broadening horizons with 225Ac-DOTATATE targeted alpha therapy for gastroenteropancreatic neuroendocrine tumour patients stable or refractory to 177Lu -DOTATATE PRRT：first clinical experience on the efficacy and safety. Eur J Nucl Med MolImaging. 2020 Apr；47（4）：934-946.

23.吴文铭，陈洁，白春梅，等.中国胰腺神经内分泌肿瘤诊疗指南 2020.中华消化外科杂志 2021，20（06）.

24.Sartor O，Bono J，Chi KN，et al. Lutetium-177-PS-MA-617 for Metastatic Castration-Resistant Prostate Cancer.N Engl J Med.2021 Sep16；385（12）：1091-

1103

25. Vilgrain V, Pereira H, Assenat E, et al. Efficacy and safety of selective internal radiotherapy with yttrium-90 resin microspheres compared with sorafenib in locally advanced and inoperable hepatocellular carcinoma (SARAH): an open-label randomised controlled phase 3 trial. Lancet Oncol. 2017 Dec, 18 (12): 1624-1636.

26. Salem R, Padia SA, Lam M, et al. Clinical, dosimetric, and reporting considerations for Y-90 glass microspheres in hepatocellular carcinoma: updated 2022 recommendations from an international multidisciplinary working group. Eur J Nucl Med Mol Imaging. 2023 Jan, 50 (2): 328-343.

27. Strosberg J, El-Haddad G, Wolin E, et al. Phase 3 Trial of 177Lu-Dotatate for Midgut Neuroendocrine Tumors. N Engl J Med. 2017 Jan 12; 376 (2): 125-135.

28. Strosberg JR, Caplin ME, Kunz PL, et al. 177Lu-Dotatate plus long-acting octreotide versus high-dose long-acting octreotide in patients with midgut neuroendocrine tumours (NETTER-1): final overall survival and long-

term safety results from an open-label, randomised, controlled, phase 3 trial. ancet Oncol. 2021 Dec; 22 (12): 1752-1763.

29. 中国临床肿瘤学会核医学专家委员会, 北京市核医学质量控制和改进中心. 钇-90 (90Y) 微球选择性内放射治疗原发性和转移性肝癌的中国专家共识. 中华肝脏病杂志, 2021, 29 (7): 648-658.

30. Becx MN, Minczeles NS, Brabander T, et al. A Clinical Guide to Peptide Receptor Radionuclide Therapy with 177Lu-DOTATATE in Neuroendocrine Tumor Patients. Cancers (Basel). 2022, 14 (23): 5792.